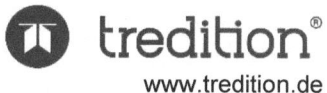

www.tredition.de

Maria Kundalini

Online - Flirttipps

Online-Dating - Wie Ihnen die Frauen online nachlaufen!

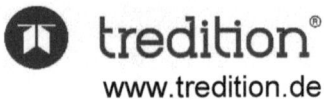

www.tredition.de

© 2020 Maria Kundalini

Verlag und Druck:
tredition GmbH, Halenreie 40-44, 22359 Hamburg

ISBN
Paperback: 978-3-347-15490-2
Hardcover: 978-3-347-15491-9
e-Book: 978-3-347-15328-8

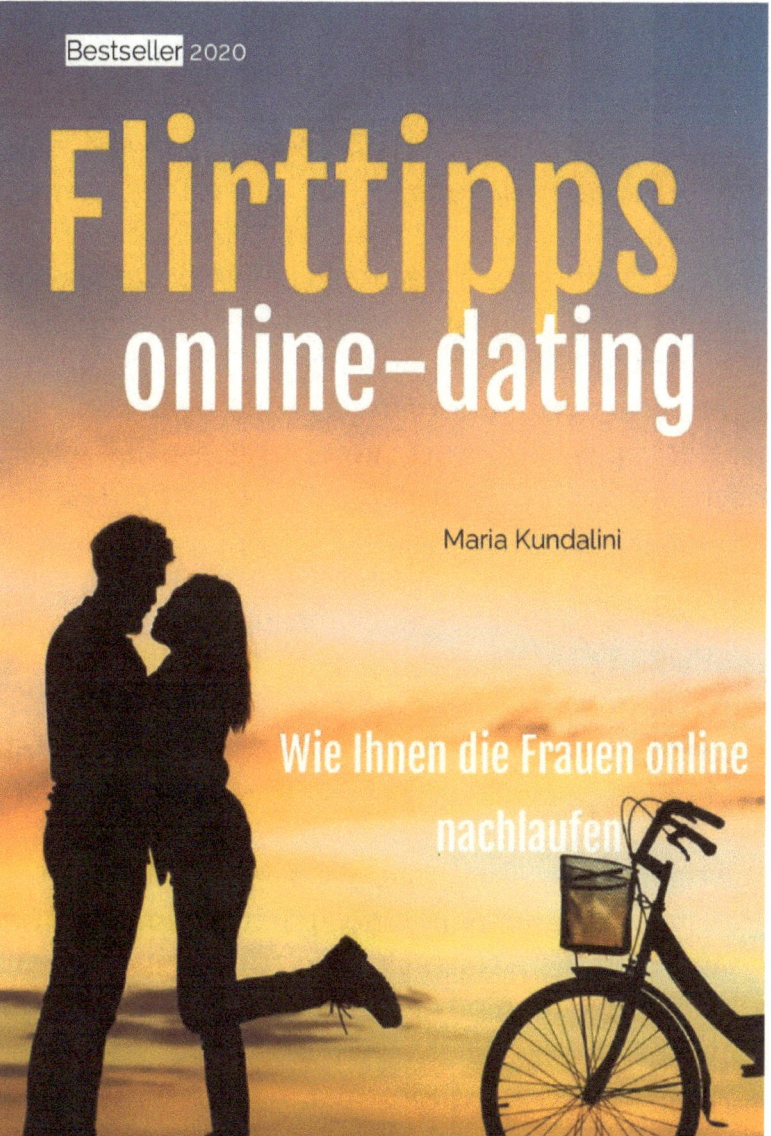

Haftung für Inhalte

Die Inhalte unserer Seiten wurden mit größter Sorgfalt erstellt. Für die Richtigkeit, Vollständigkeit und Aktualität der Inhalte können wir jedoch keine Gewähr übernehmen. Haftungsansprüche gegen den Autor, welche sich auf Schäden materieller oder ideeller Art beziehen, die durch die Nutzung oder Nichtnutzung der dargebotenen Informationen bzw. durch die Nutzung fehlerhafter und unvollständiger Informationen verursacht wurden, sind grundsätzlich ausgeschlossen, sofern seitens des Autors kein nachweislich vorsätzliches oder grob fahrlässiges Verschulden vorliegt.

Alle Angebote sind freibleibend und unverbindlich. Der Autor behält es sich ausdrücklich vor, Teile der Seiten oder das gesamte Angebot ohne gesonderte Ankündigung zu verändern, zu ergänzen, zu löschen oder die Veröffentlichung zeitweise oder endgültig einzustellen.

Als Diensteanbieter sind wir gemäß § 7 Abs.1 TMG für eigene Inhalte auf diesen Seiten nach den allgemeinen Gesetzen verantwortlich. Nach §§ 8 bis 10 TMG sind wir als Diensteanbieter jedoch nicht verpflichtet, übermittelte oder gespeicherte fremde Informationen zu überwachen oder nach Umständen zu forschen, die auf eine rechtswidrige Tätigkeit hinweisen. Verpflichtungen zur Entfernung oder Sperrung der Nutzung von Informationen nach den allgemeinen Gesetzen bleiben hiervon unberührt. Eine diesbezügliche Haftung ist jedoch erst ab dem Zeitpunkt der Kenntnis einer konkreten Rechtsverletzung möglich. Bei Bekanntwerden von entsprechenden Rechtsverletzungen werden wir diese Inhalte umgehend entfernen.

Haftung für Links

Unser Angebot enthält Links zu externen Webseiten Dritter, auf deren Inhalte wir keinen Einfluss haben. Deshalb können wir für diese fremden Inhalte auch keine Gewähr übernehmen. Für die Inhalte der verlinkten Seiten ist stets der jeweilige Anbieter oder Betreiber der Seiten verantwortlich. Die verlinkten Seiten wurden zum Zeitpunkt der Verlinkung auf mögliche Rechtsverstöße überprüft. **Rechtswidrige** Inhalte waren zum Zeitpunkt der Verlinkung nicht erkennbar. Eine permanente inhaltliche Kontrolle der verlinkten Seiten ist jedoch ohne konkrete Anhaltspunkte einer Rechtsverletzung nicht zumutbar. Bei Bekanntwerden von Rechtsverletzungen werden wir derartige Links umgehend entfernen.

Vision

Mein langfristiges Ziel ist es, allen Menschen dazu zu verhelfen, die wollen, sich wieder offline zu begegnen.

Wir brauchen Begegnungsstätten, an denen wir uns unverkrampft kennenlernen können. Das ganze Wesen des Gegenübers zu erfassen, das ist die Magie, die verloren gegangen ist.

Solange jedoch dieses Projekt noch in der Planung ist und noch nicht abgeschlossen, wird dieser Ratgeber als Erste-Hilfe-Maßnahme für online-dating zur Verfügung gestellt.

Ich habe bereits meine Vision von einer erfüllenden Partnerschaft und glaube fest daran, dass ich meinen Seelenpartner treffen werde. Ich wende Techniken an, die es unvermeidbar machen, dass ich bald neben meinem Traumpartner aufwache und mit ihm mein restliches Leben verbringen werde. Und das in absoluter friedlicher, wertschätzender und harmonischer Beziehung.

Ich lasse mich auf das Abenteuer Liebe ein! Und Sie? Wollen Sie auch? Dann sind Sie hier richtig! Aber es könnte unbequem werden, denn Sie werden Ihre Komfortzone verlassen müssen. Aber das Ergebnis ist wundervoll!

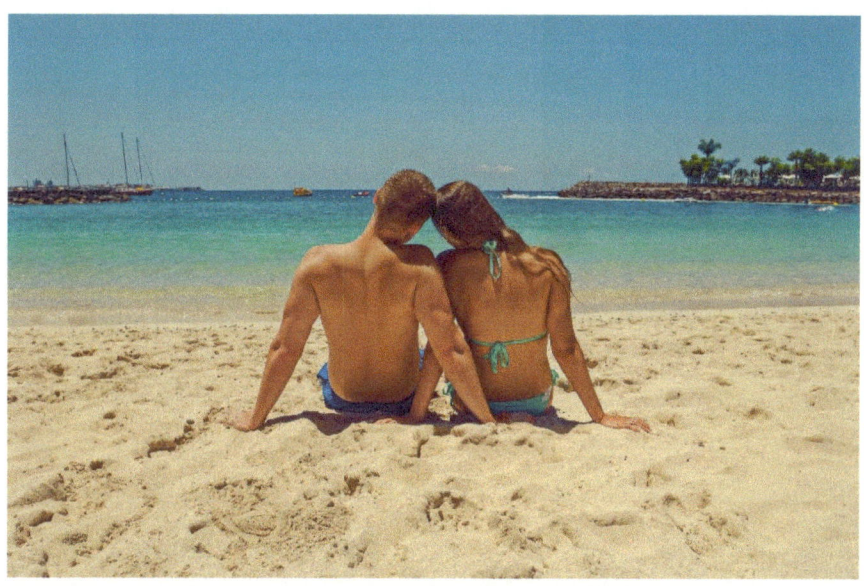

Zaubern Sie die Liebe in Ihr Leben und betrachten Sie Alles aus einer anderen Perspektive!

Inhalt

Zur Person Maria Kundalinia

Ich habe, um meine Privatsphäre zu schützen, nicht meinen reellen Namen angegeben. Wie komme ich, dazu einen Ratgeber zu entwickeln? Ganz einfach, ich war selbst Suchende und hatte mich aus diesem Grund bei 2 Partnerbörsen angemeldet. Ich hatte dort „fürchterliche" Erfahrungen gemacht, die mich dazu bewogen haben, hier einen Ratgeber zu schreiben. Als Partnervermittlerin interessierte ich mich schon vor 30 Jahren dafür, Menschen zusammen zu bringen. Ich war dafür da, die Männer zu vermitteln, die einen teuren Partnervermittlungsvertrag abgeschlossen hatten. Ich war bei einer Partnervermittlungsagentur angestellt und unter anderem auch für das Texten der Zeitschriftenanzeigen zuständig.

Als Angestellte bei der Bundeswehr hatte ich jahrelang eine beratende Tätigkeit ausgeübt und mehrerer Lehrgänge zur Persönlichkeitsentwicklung besucht. Als Frauenbeauftragte der ersten Stunde hatte ich viel mit jungen Männern zu tun, die nach Ihrer Identität suchten und Frauen nicht sehr würdevoll behandelten. Ich selbst war noch sehr jung und nicht gerade sehr geübt im Umgang mit Belästigungen, sei es verbal oder auch körperlich.

Ich denke, dass ich wie alle Frauen auch, eine ganz wundervolle Frau bin, und möchte auch als solche gesehen werden. Besonders wichtig ist mir, dass ich selbst auch wertschätzend und respektvoll behandelt werde, so wie ich auch alle Mitmenschen respektvoll behandle. Dem Umstand, dass ich auf einer Partnerbörse wie ein Stück Vieh oder eine Ware, die man mal so testet und bewertet behandelt wurde, verdanke ich diesen Ratgeber. Oftmals wissen die Männer gar nicht, was Frauen verletzt oder was sie mit Worten anstellen können. Sie wissen nicht um die Macht der Gedanken und Worte. Mein Motto: Die Würde des Menschen ist unantastbar und unfassbar, wenn wir selbstbewusst leben!

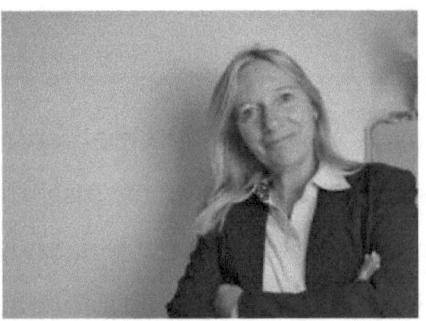

Maria Kundalini

Personalentwicklung (M.A.)

1. Problematiken, Analysen und Fakten

1.1. Verhältnis Mann/Frau in Zahlen

Wie schon vor zwanzig Jahren ist es immer noch so, dass wir einen klaren Männerüberschuss in Partnerbörsen- damals waren es die Partnervermittlungen - zu verzeichnen haben. Forscher haben herausgefunden, dass es Frauen nicht so sehr zu den Börsen hinzieht, wie es bei den Männern der Fall ist.

Dies bedeutet, dass die Männer die sich auf den Partnerbörsen tummeln, und sich besonders „ins Zeug legen" (bemühen) sollten, um die verbleibenden Frauen nicht wieder zu verscheuchen. Ziel sollte es sein, die Frauen für sich zu gewinnen.

Ziel-Kompetenz-Training kann für jeden Bereich angewendet werden, auch oder gerade bei der Partnersuche.

1.2. Welche Chancen haben Sie?

Findet man nicht gleich den richtigen Zugang zu seiner aus-
erwählten Traumfrau, besteht die Gefahr, bei seiner Traumfrau im Erstkontakt gleich abzublitzen.

Die Chance, sie kennen zu lernen und sich von seiner Scho-
koladenseite zu zeigen ist vertan. Sollte es dennoch zum
Treffen kommen, bleibt immer ein bitterer Nachgeschmack.
Erhalten Sie eine Abfuhr, wissen Sie oftmals nicht, warum.
Das Selbstwertgefühl, das nach jedem eingefangenen Korb
zu schwinden droht, spiegelt sich dann auch in den nächsten
Aktionen wider. Sie sind verunsichert und wissen nicht, wie
Sie sich verhalten sollen. Sie fangen an, sich zu verstellen
und kommen nicht mehr „echt" rüber.

Aus diesem Grund sollte man sich gut überlegen, wie man
das Projekt „Partnerin finden" richtig plant und durchführt.

Es ist nun mal so, dass aufgrund des Männerüberschusses auf Partnerbörsen sich die Frauen vor Angeboten nicht retten können. Sie als Mann haben eine große Konkurrenz und Sie sollten daher bedacht die Initiative ergreifen. Sie werden aber die Konkurrenz blass aussehen lassen, wenn Sie meine Anleitung befolgen. Sie brauchen kein Supermann zu sein um einer Frau zu imponieren. Sie sind so richtig wie Sie sind und sollten sich auch nicht verstellen.

Nur eine kleine Verhaltensregel darf ich Ihnen mit auf den Weg geben:

Wer Fischen möchte, sollte sich „leise" verhalten. Wer gleich mit der Tür ins Haus fällt, egal welche Absicht er hat, fliegt hochkant aus der Favoritenliste.

Nachfolgend zeige ich Ihnen meine KO-Statistik:

1.3. Meine „K.O." Statistik

Bei 70 % war das Foto miserabel – sehr schade, denn Sie könnten ja eigentlich ein Hauptgewinn sein. Aber wer sich in arroganter Pose zeigt oder gar im Unterhemd oder mit ungepflegtem Bart, der wird nur wenig Chancen haben, eine Top-Traumpartnerin zu treffen.

Leider kommt es aber dadurch zu keinem Treffen. Warum? Weil ich denke, wenn „ER" sich bei seiner Vorstellung schon keine Mühe gibt, wie wird er dann so sein? Wird es peinlich mit ihm Essen zu gehen?

Oft war beim Lesen, dann die Beschreibung ganz gruselig. Ganz viele Singles hatten einfach geschrieben, ich sei süß oder mein Bild sei süß. Das reicht leider nicht aus, liebe Herren. Und wenn es dann doch zu einem Treffen kam, dann war ich wirklich schockiert. In Badelatschen zu einem Date zu kommen, das geht gar nicht!

Sie geben mir jetzt sicher recht, aber ich habe es erlebt!

Danach war ich bedient! Zum Treffen blieb dann nicht mehr viel Auswahl.

Die Männer, die gekommen waren, verfehlten dann die Kleidung um 100 %. Auch wenn ich mit dem Herzen schauen will, brauche ich ein ansehnliches Drumherum.

Bitte wenn Sie sich kennen lernen ist es ganz wichtig, dass Sie wissen, es gibt keine 2. Chance für den ersten Eindruck.

Seien Sie deshalb besonders gut gekleidet und sympathisch!

Es geht hier nicht darum, dass Sie sich verstellen sollen. Aber Sie können mit guter oder adretter Kleidung und sympathischem Auftreten, direkt Pluspunkte sammeln. Und das führt dazu, dass es Ihnen auch gefallen wird, denn Sie erkennen, dass Frauen und Sie selbst sich von einer anderen Seite kennen lernen.

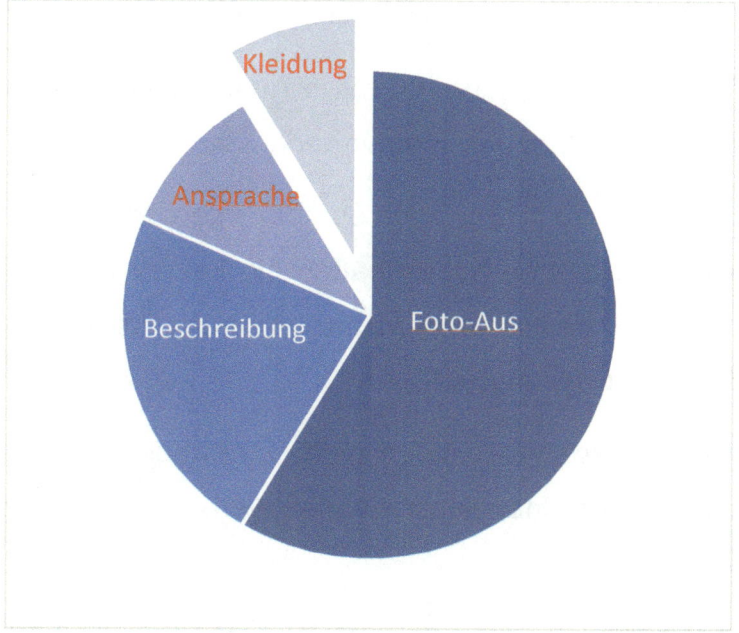

Abbildung: Meine K.O. Kriterien

1.4. Erlebnisse von Männern

Die beschriebene Problematik für Männer, dass ein erhöhter Frauenmangel herrscht, bekommen Männer recht deutlich zu spüren.

Ich habe von einigen Männern gehört, dass sie gar keinen „Traffic" in ihrem Posteingang verzeichnen können.

Sie klammern sich dann an jeden Strohhalm, um einen Kontakt zu erhaschen. Mitunter schicken sie verzweifelte Hilferufe in das weibliche Postfach „Hilfe ich bin einsam" oder

ein frustrierendes „Huhu!!!!!" mit 5 Ausrufezeichen. Das ist keine Seltenheit, haben Sie mir berichtet.

Mitunter aber auch wenn sie es sehr interessant und ausführlich geschrieben haben hatten sie keinen Erfolg? Das liegt nicht an ihnen, sondern nur an ihrem Profil und ihrer Sicht und Beurteilungsweise.

Die Männer können einfach nicht verstehen, warum sich Niemand für so einen liebenswerten Kerl, wie sie es ja sind, interessiert.

„Einmal hatte ich sogar so eine Wut darüber, weil mir die tolle Frau nicht geantwortet hatte, dass ich ihr bösartige

Nachrichten schrieb, bis ich gesperrt wurde". Das beichtete mir ein netter Zeitgenosse, von dem ich so ein Handeln nie erwartet hätte.

Diese und andere Frustrationen sind keine Seltenheit. Kennen Sie das auch? Das sind Beispiele wie Sie eine Frau für immer vergraulen können. Also wenn Sie Niemanden kennenlernen möchten, dann nehmen Sie sich dieser Beispiele an. Es geht aber auch einfacher: Löschen Sie einfach Ihren Account (Zwinker).

1.5. Erlebnisse von Frauen

Wenn ich eine Nachricht von „Rumpelstilzchen" in meinem Postfach sehe, glauben Sie doch nicht wirklich meine Herren, dass ich darauf antworte? Da kann die Ansprache noch so nett sein, ich bin bedient und klicke weiter. Das Bild kann noch so vielversprechend aussehen, ich will kein „Rumpelstilzchen" kennen lernen. Genauso verfahre ich bei „Mogelpackung" oder „Stier 007" oder „Kugelblitz". Bei „Fußballfan" benutze ich auch die „Dell-Taste". Hinter diesem Namen vermute ich einen „Heini" mit ausgeleiertem weiß-grauem Rippunterhemd der in einer Hand seine Bierflasche hält und

in der anderen Hand seine Kippe die er gerade in dem über-
füllten Aschenbecher ausdrücken will (Diese Aussage einer
Freundin kann ich auf jeden Fall nachvollziehen).Für die
bildhafte Vorstellung braucht man nicht viel Phantasie. Wieder frustriert wird der Computer heruntergefahren. Das Ver-
trauen, dass es noch „tolle Typen" gibt, sinkt von Tag zu Tag.
Wenn Sie dann anders sind, meine Herren, als die Anderen,
sind Sie ganz klar im Vorteil und können punkten. Das bedeutet nicht, dass wir Frauen nur auf hübsche Jungs stehen.

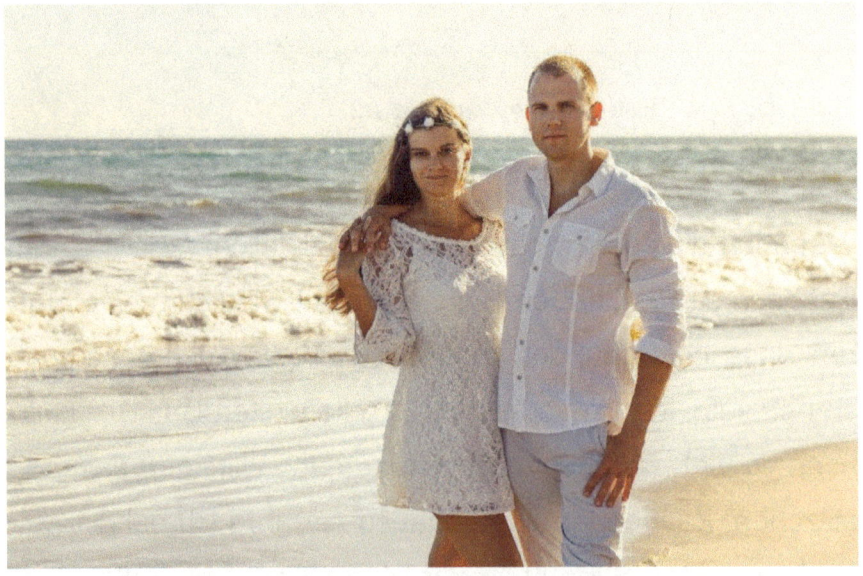

Nein wir wollen interessante Männer. Schönheit ist nicht das
Idealbild, sondern Sie sollten von innen heraus schön sein.

Und wenn Sie dann noch verstehen, was Frauen gerne wollen oder sich wünschen, haben Sie alle guten Karten selbst in der Hand, um jetzt aktiv zu werden und Ihre Traumfrau zu finden. Ihr Aussehen an sich ist zweitrangig. Sie sollten nur gepflegt und ordentlich erscheinen, sympathisch wirken und auf den ersten Blick, ein Leckerbissen sein.

1.6.   Was wünschen sich Frauen?

Frauen wünschen sich in erster Linie zu 99 %:

1. nett angesprochen zu werden
2. einen einfühlsamen Mann
3. einen Mann der Verständnis zeigt
4. einen zurückhaltenden, unaufdringlichen Mann
5. einen Mann mit „Stil".

Diese Wünsche können Sie (wenn es zu einem Erstkontakt kommt), ganz einfach erfüllen, wenn Sie

1. genau hinhören
2. höflich sind und die Frau wertschätzen bzw. wertschätzend formulieren
3. Ihrer „Herzdame" Zeit lassen, dass sie sich davon überzeugen kann, dass Sie es „wert" sind, Sie kennenzulernen und sie keine Zeit verschwendet
4. Nachfragen, ob Sie alles richtig verstanden haben (so vermeiden Sie Missverständnisse).
5. Vorher genau überlegen, was Sie schreiben.

Frauen wünschen sich Des Weiteren einen

1. gepflegten Mann
2. natürlichen Mann
3. liebevollen Mann
4. treuen Mann
5. attraktiven Mann.

Aber auch diesen Erwartungen können Sie „einfach" gerecht werden, wenn Sie sich dafür entscheiden,

1. sich öfter zu rasieren und sich die Haare schneiden zu lassen, die Augen und Ohrenhaare zu kürzen

2. sich vor den Spiegel zu stellen und zu lachen - finden Sie sich einfach gut, und sind Sie so wie Sie sind, das macht locker und löst Anspannungen
3. mit kleinen anerkennenden Gesten oder Aufmerksamkeiten trumpfen (Ein Gedicht übermitteln, eine Rose zum ersten Treffen mitbringen)
4. dass Sie aufrichtig sind und mit „offenen Karten spielen"
5. sich zu überlegen, wie sie sich attraktiver anziehen können (Fragen Sie eine Freundin z.B.).

Bei allem was Sie tun sollten Sie sich stets fragen: Was will ich erreichen? Was ist mein Ziel?

Es ist ganz einfach, wenn man weiß, was man selbst will, und was Frauen wirklich wollen.

Es ist **ein Klischee**, dass Frauen auf dicke Autos und dicke Brieftaschen stehen.

Wir wollen ein „Komplettpaket", das mit uns respektvoll umgeht. Jemanden der uns behilflich ist, der uns trösten und lieben kann, so wie wir sind, mit all unseren Macken. Wir wollen, dass er respektiert, dass wir anders ticken.

Vor allen Dingen suchen wir einen Mann, der sich nur für uns interessiert, der nur Augen für uns hat und uns in den Arm nimmt! Seien Sie der Leuchtturm. Der da ist wenn man ihn braucht und der sehr tolerant ist und die Frau so sein lässt wie sie ist.

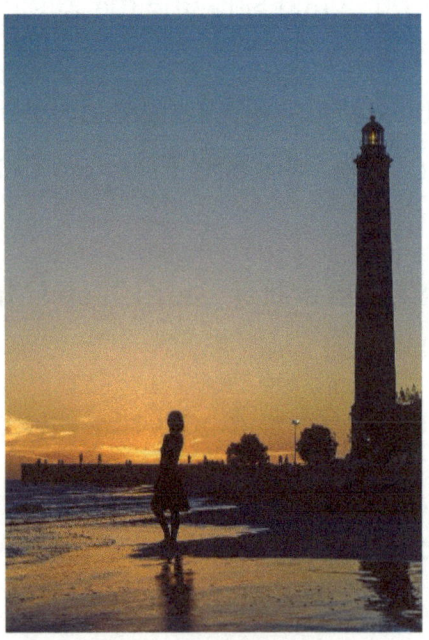

Wir steigen dann ein, in eine Partnerschaft, in ein Abenteuer und lernen uns selbst wieder neu kennen. Dass das turbulent sein kann, das glaube ich schon.

1.7. Was wünschen sich Männer?

1. Eine nette Rückmeldung
2. verstanden zu werden
3. eine schnelle Kontaktaufnahme
4. ein Treffen mit einer gutaussehenden, liebevollen und humorvollen Frau
5. dass sich Frauen in sie verlieben.

Alles Weitere wird sich ergeben, oder nicht? Liege ich hiermit richtig? Ja ich weiß, ich habe da eine Kleinigkeit übersehen:

Es kommt immer auf den Mann an. Manche Männer wollen einfach nicht mehr alleine sein, manche suchen die große Liebe, und wieder andere Geborgenheit.

Dann gibt es auch noch die wenigen, die sich mit einer Frau, einfach nur so, vergnügen wollen.

Welche Absichten Sie haben, wird Ihr Geheimnis bleiben, ich verrate Ihnen nur „unsere" Geheimnisse, **was uns Frauen magisch anzieht,** und wie die Männer uns in Ihren Bann ziehen können.

Dazu bedarf es einiger Überlegungen der Männer, wie man erfolgreicher sein kann. Besonders wichtig ist dabei, welchen Benutzernamen Sie wählen.

1.8.   Welchen Benutzername wählen?

Liebe Männer, seien Sie kreativ und wählen Sie einen Benutzernamen, der Frauenherzen höherschlagen lässt. „Märchenprinz" oder „Traumprinz" auch „Herzensmensch", sind einfach die Renner, unter den Benutzernamen.

Natürlich sind diese schon lange vergeben, doch können Sie zum Beispiel Ihr Geburtsjahr hinten dransetzen: „Traumprinz64" oder in James Bond Manie " Traumprinz007".

Weitere wohlklingende und **erfolgversprechende** Namen sind: **„Liebesgott"**, **„Sonnenanbeter"**, **„Sternengucker"**, **„Sternentaler"**, **„Sternensammler"**, **Regenbogenmaler"**, **„Romantiker"**, **„Sonnengott"**.

Wesentlich bei der Namensfindung ist die positive Ausstrahlung, die man mit dem Namen verbinden kann. Auch wenn Sie gerade eine schwierige Phase durchleben darf das kein

Anlass sein einen Benutzernamen zu wählen mit dem man etwas Negatives verbinden kann. Also bitte **keine** „Mondfinsternis", **keinen** „Wolkenbruch", **keinen** „Trauerkloß" oder „Schwerenöter".

Das Geheimnis liegt in der Vorstellungskraft. Die Gedankenspirale, die beim Lesen eines Benutzernamens in Gang gesetzt wird, ist bei einer Frau wie ein Feuerwerk im Kopf.

Wenn sie von einem positiven, kreativen „Benutzernamen" eine Nachricht in Ihrem Postfach erhält, dann wirkt sich dies wie folgt aus:

Gedankenspirale von Frauen:

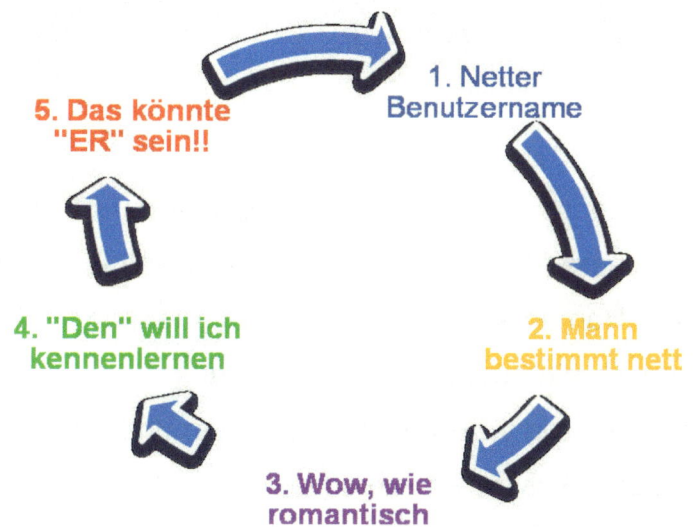

Die Vorstellungskraft ist auch der Motor für unsere Gefühle!

Eigentlich wissen Sie dies doch gerade als Mann sehr gut? Sie müssen doch nur an eine attraktive Frau denken, dann passiert doch schon etwas bei Ihnen im Körper, oder? Stimmt dieses Klischee? Ja ich denke schon!

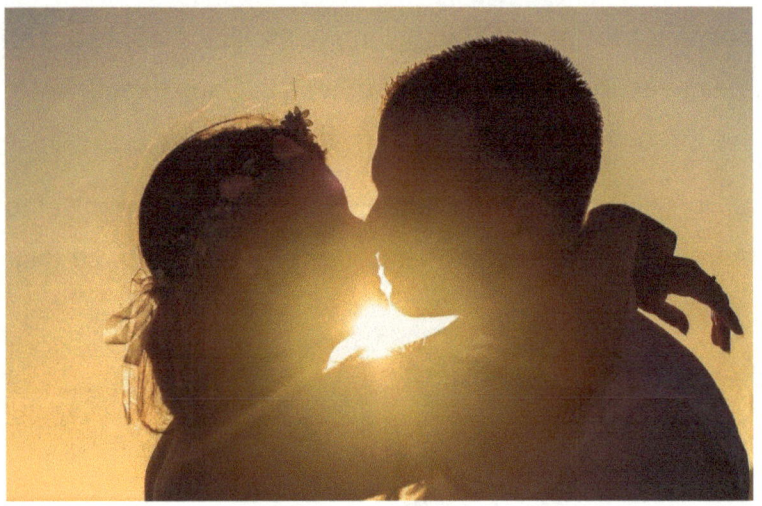

Auch wenn das nicht so bekannt ist, geht es uns Frauen genauso. Unsere Vorstellungskraft weckt Gefühle. Wenn wir mit einem Namen etwas Positives verbinden, dann löst dies bei uns auch ein angenehmes Gefühl aus. Und darum geht es doch? Wir alle wollen uns wohl fühlen und gute Gefühle haben. Deshalb ist es unwahrscheinlich wichtig, bei der Frau ein positives Gefühl auszulösen.

Lassen Sie sich auf die Frau ein und schauen Sie doch einfach mal aus der Perspektive der Frau. Was könnte sie mögen?

2. Ziele

2.1 Strategie

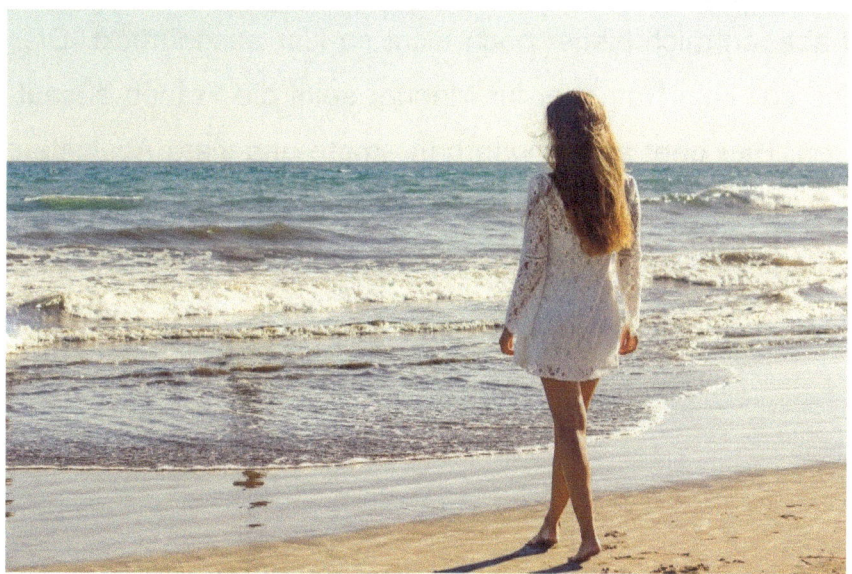

Wenn Sie sich jetzt darauf konzentrieren, Ihrer Absicht zu folgen und sich neu aufzustellen, dann nehmen Sie das wirksame Mittel der Zielfokussierung mit an Bord.

Gehen Sie wie beruflich auch, zielorientiert und strategisch vor. Gehen Sie an die Partnersuche projektorientiert heran. Damit meine ich, klären Sie Ihre Absichten „was will ich erreichen" und ergreifen sie dann die Maßnahmen, die dafür notwendig sind. Die spannende Frage wird sein, wie definiere ich mein Ziel? Wenn Sie mir bzw. sich diese Frage konkret beantworten können, haben Sie eine wesentliche Hürde genommen. Wenn Sie mir jetzt aber antworten, dass es Ihr Ziel ist, mit einer Frau „in die Kiste" zu steigen, dann habe ich mich bisher noch nicht so klar ausgedrückt. Dies ist, soll kein Ratgeber für Männer sein, die Frauen ausnutzen. Hier geht es um wahrhaft ernste und klare Absichten, die Beide auch wollen. Das setzt voraus, dass Sie die Absichten klären! Ein gemeinsames Rendezvous vielleicht?

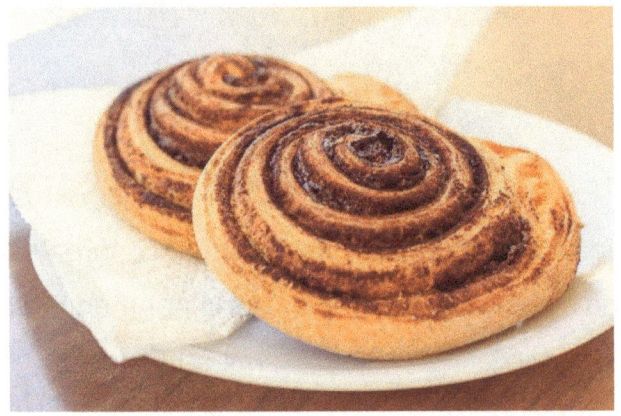

2.2 Absichten klären

Welche Aussagen über mich sind denn überhaupt wichtig für mich und mein Gegenüber bzw. unwichtig? Als verheirateter Mann (ja ich hatte einige Anfragen von verheirateten Männern...) könnten diese Aussagen klarstellen, was Sie suchen bzw. was Sie von Frauen wollen:

- 100 % Diskretion
- Keine feste Beziehung erwünscht
- Dauerhafter Kontakt bei Gefallen
- Nur Affäre keine weiteren Absichten.

Ich hoffe, dass meine Leser nicht verheiratet sind. Es geht nämlich immer, um die Wahrhaftigkeit und Ehrlichkeit eines Handelns.

Ob Sie als Single gleich eine feste Beziehung anstreben oder eine lockere Bekanntschaft ist nicht relevant. Da man immer Abenteuern ausgesetzt ist, wenn man sich als Mann und Frau begegnet und eigentlich nichts planen kann, sollte man hierzu auch keine Angaben machen. Es sei denn, Sie wissen genau was Sie wollen. Ihr Profil ist eine weitere Eintrittskarte zum Wecken von Aufmerksamkeit bei Ihrer „Traumfrau".

2.3 Profil anlegen

Auch die Art und Weise Ihrer Formulierungen ist ausschlaggebend ob eine Interessentin mit Ihnen Kontakt aufnehmen will. Nachfolgend gebe ich Ihnen einen Eindruck, was einer Frau gefallen könnte. Nachfolgende Ausführung soll als Anregung dienen, Ihren speziellen individuellen Ausdruck zu finden. Folgende Beschreibungen sind Beispiele, was Sie zu den einzelnen Bereichen in Ihr Profil aufnehmen können, wenn es für Sie stimmig sein sollte.

Ich suche

- keine „Bezaubernde Jeannie" aber eine „entzückende Persönlichkeit"
- mittleren Alters, aber jung im Herzen
- herzerfrischend fröhlich mit Sinn für ernste Themen
- mit strahlenden Augen, wenn sie mich sieht
- mit offenem Blick nicht nur für den Augenblick.

Sie finden

- einen Romantiker, keinen Weiberhelden
- einen von der alten Schule, mit guten Manieren
- einen Menschen der wertschätzend und tolerant mit Dir umgeht
- jemanden, der nicht immer aber oft ein Lächeln auf den Lippen hat
- einen Mann der zuhören kann und an den Du Dich anlehnen kannst.

Hier können Sie Ihre eigenen Charaktereigenschaften darstellen. Wichtig ist eine authentische Darstellung der Eigenschaften, die Sie kennzeichnen oder auszeichnen. Fragen Sie sich einfach, was auf sie zutrifft. Auch hier können Sie eine Freundin oder einen guten Freund einbeziehen. Wichtig ist, Sie können jederzeit Ihre Optik, Ihre Eigenschaften und Ihr Aussehen beeinflussen. Starten Sie jetzt eine Veränderung, wenn Sie nötig ist. Pflegen Sie sich ab sofort jeden Tag. Gewöhnen Sie sich an, sympathisch zu sein. Verändern Sie Ihre Haltung und es wird sich vieles ändern und zum Positiven wenden. Weitere Tipps:

In meiner Freizeitgestaltung beschäftige ich mich mit;

- lesen
- Rad fahren
- kochen
- tanzen
- Dokumentationen ansehen.

Wenn Sie Fußballfan sind und darauf Wert legen oder sich wünschen, dass Ihre Partnerin mit ins Stadion geht, dann formulieren Sie es genauso. Immer als Wunsch formulieren, **nie als Forderung**. Vielleicht können Sie ja auch eine Partnerin für Fußball begeistern, die noch nie in einem Fußballstadion war. Schließen Sie nicht zu viele Hobbys aus. Schreiben Sie, dass **Sie für vieles offen sind**.

Wenn Sie dann noch einen schönen Text verfassen oder Gedichte zitieren, haben Sie es schon fast geschafft! Na ja, jedenfalls haben Sie jetzt sehr gute Karten als „Traumpartner" eine Antwort auf Ihre Kontaktanfrage zu erhalten und ins Kalkül gezogen zu werden. Sie sind nun gewappnet und können jetzt auf die Pirsch gehen. Eine Kleinigkeit mit gravierender Auswirkung steht aber noch auf dem Plan, um erfolgreich zu punkten. Nämlich die Auswahl Ihres Fotos.

2.4 Fotoauswahl

Ich gehe davon aus, dass Sie ein „Bewerbungsfoto" hochgeladen haben, worauf Sie breit grinsend, pure Lebensfreude ausstrahlen...☺) Stimmt es?

Oh, Sie haben ein Foto hochgeladen, auf dem Sie halb nackt zu erkennen sind? **Das bitte lieber nicht meine Herren**, der erste Eindruck zählt und das gilt auch für Ihr Foto! Sollten Sie keines haben was Ihnen gefällt, ist es ratsam, erst einmal auf ein Foto zu verzichten. Warten Sie lieber und laden Sie dann ein „Top-Bild" von Ihnen hoch, auf dem Sie gepflegt ausschauen, lächelnd und auch gut zu erkennen sind.

Was auch ganz schlecht ankommt, wenn Sie Bilder aufnehmen, die von unten aufgenommen sind, die Ihre Nasenlöcher zum Beispiel zeigen. Seien Sie außergewöhnlich sympathisch! Lächeln Sie und strahlen Sie Positivität aus! Fallen

Sie auf...aber positiv! Lassen Sie sich etwas einfallen, warum die Frau ausgerechnet Sie auswählen sollte!

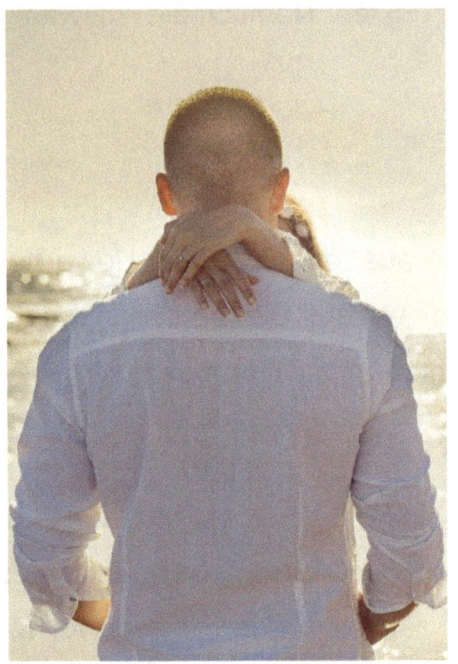

Strahlen Sie Freude und Glück aus, dann werden Sie eine freundliche Partnerin anziehen. Sie ziehen immer das an, was Sie ausstrahlen.

Wichtig ist, dass Sie glauben, dass das Resonanzgesetz existiert. Man kann es auch Karma nennen.

Machen Sie sich magisch anziehend. Schaffen Sie sich eine neue Persönlichkeit.

3. Erfolgserlebnisse generieren

Jetzt kann es losgehen! Studieren Sie die Profile genauestens und fragen Sie sich, ob die gewünschten Voraussetzungen zutreffen. Sie „müssen" nicht alle Kriterien erfüllen, die die Frau auf Ihrem Profil angegeben hat und erwartet. Wesentlich ist, dass Sie, wenn Sie deutlich von der Größenvorstellung „abweichen", dass Sie dies im Text, also im Anschreiben - deutlich herausstellen. Eine kleine Abweichung ist nicht erwähnenswert. Wichtig ist, dass Sie **gerade im Erstkontakt charmant formulieren** und durchgehend einen freundlichen Ton im Text anschlagen. Schrift ist an sich „trocken" und deshalb bedarf es gerade im „virtuellen Schreiben" ganz vieler Eindeutigkeiten oder z.B. Smileys, wenn Sie Spaß machen.

Im Erstkontakt nicht zu viel und nicht zu wenig schreiben. Stellen Sie sich kurz vor, schreiben Sie, warum Ihnen die Frau aufgefallen ist und machen Sie die Frau neugierig auf sich. (Wenn Sie Interesse an einem Coaching haben, dann schreiben Sie mir einfach: an support@dating-partnerin.com)

Wenn Sie Ihre Gewohnheiten ändern, dann sind Sie auf dem richtigen Weg. Raus aus der Komfortzone, rein in die neue Abenteuerwelt der Veränderung. Pflege ist der erste Schritt in die Veränderung (Aber jetzt nicht ins Extrem verfallen ☺)

Egal, auf welchem Stand Sie gerade sind. Stellen Sie sich immer mal wieder die Frage: Was kann ich verbessern? Ist ein neuer Haarschnitt vielleicht eine Lösung? Lasse ich mir die Augenbrauen zupfen oder was kann ich tun, um gepflegter zu wirken? Welche Kleidung kann ich austauschen? Ist es eine neue Unterwäsche die Sie neu kaufen, eine andere Art oder ein anderes Muster, wie bisher? Gehen Sie das Projekt mit Begeisterung an und verändern Sie schon dadurch Ihre Ausstrahlung. Stellen Sie sich vor den Spiegel und lächeln Sie sich an. Auch wenn Sie sich „doof" vorkommen.

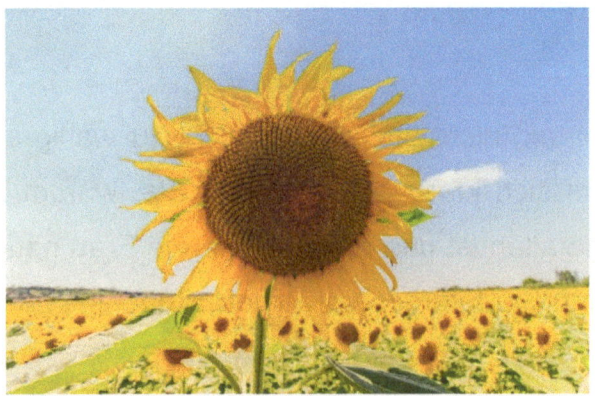

Sie strahlen dadurch automatisch schon andere Signale aus.

Einige Rituale, die ich Ihnen aus eigener Erfahrung empfehlen kann: Wenn Sie anders sind als Ihre Konkurrenten, dann werden **Sie** ausgewählt!

3.1. Erfolgserlebnis durch äußerliche Veränderung

Wenn es bisher noch nicht geklappt hat, eine Partnerin kennenzulernen, dann kann dies verschiedene Ursachen haben. Um auszuschließen, dass es etwas mit ihrer Erscheinung zu tun hat, können Sie sich ja wie beschrieben verändern. Probieren Sie sich aus. Machen Sie jetzt ein Foto von sich, wie sie genau jetzt in diesem Moment aussehen. Dann denken Sie sich eine Veränderung aus (vielleicht rasieren sie sich ihren Bart ab oder ihren Schnurr-Bart oder schneiden ihre Haare so wie noch nie zuvor.), verändern sich und machen erneut ein Foto.

Wenn Sie Übergewicht haben, könnten sie körperlich eine Veränderung herführen. Haben Sie schon einmal über ihre Ernährung nachgedacht? Nehmen Sie Tabletten, wenn ja für was? Haben Sie sich schon einmal mit alternativer Medizin befasst?

Haben sie Gewohnheiten, die sie selbst nicht toll finden? Z.B. trinken Sie jeden Abend ihre drei Flaschen Bier?
Welche Frau würde das toll finden? Nur jene, die selbst sehr
gerne viel trinkt. Dann stellen Sie sich die Frage möchten
Sie eine Frau, die viel Alkohol trinkt? Was sind ihre Ziele für
die Zukunft? Wie stellen Sie sich Ihre Zukunft vor.

3.2.   Erfolgserlebnisse durch mehr Hygiene

Wenn sie für Hygiene sorgen, brauchen Sie sich keine Sorgen um ihre Hygiene zu machen. Das klingt zunächst sehr
einfach, die Herausforderung jedoch ist, dass man selbst
nicht erkennen kann, ob z.B. die Mundhygiene in Ordnung
ist. Haben wir Mundgeruch? Wissen wir das alle selbst wirklich?

Dies ist selbstverständlich ein Thema, welches nicht nur den
Mann betrifft, aber das ist ein Thema, was dazu führt, dass
keine erfolgreiche Kommunikation zustande kommt. Wenn
Sie aus dem Mund riechen oder ihre Haare nicht gut riechen,

dann kommt das nicht gut an. Das ist ganz klar ein K.O.-Kriterium, wenn das beim ersten Treffen so sein sollte.

Also selbst wenn Sie alles vorher richtig gemacht haben und sie treffen jetzt ihre Traumpartnerin oder eine Kandidatin, die infrage kommen würde, würde das schon das Aus bedeuten für einen gemeinsamen Weg des Kennenlernens.

Und da wir das selbst nicht erkennen können, brauchen wir jemanden, der uns den Spiegel vorhält. Aber was bedeutet das? Was ist, wenn sie keinen Freund haben, den sie fragen können, ob sie unangenehm riechen? Es ist ganz einfach, tun sie einfach so, als ob sie unangenehm riechen und schauen Sie, dass Sie ab sofort ihre hygienischen Maßnahmen verdreifachen.

Lesen Sie sich in die Thematik ein! Was bedeutet Mundhygiene, was bedeutet es frischen Atem zu haben? Wie bekomme ich dauerhaft frischen Atem? Vielleicht hängt es ja mit dem Magen zusammen, dass ich nicht gut riechen könnte? Tasten sie sich langsam an die Thematik heran und verändern sie Schritt für Schritt alles, was dazu führen könnte, dass sie nicht gut riechen.

Auch wenn Sie ein wundervoller Mensch sind, werden es die Frauen nicht erkennen können, weil sie zu sehr mit ihren negativen Umständen beschäftigt ist.

3.3. Körbe sammeln

Was soll das denn werden? Werden Sie sich jetzt sicherlich oder vielleicht fragen? Was meine ich mit „Körbe sammeln"? Es ist wichtig, im Leben zu lernen, dass, wenn man eine Absage erhält, dass dies nichts damit zu tun hat, dass man „weniger wert" ist. Oftmals fühlen wir uns aber wertloser. Das hat mitunter mit Ihrer Vergangenheit und Ihrer Kindheit zu tun. Wir wurden als Kind schon recht früh geprägt und laufen mit diesen Muster im Erwachsenenalter noch herum.

Auf diese Ursachen gehe ich gerne in einem Gruppen- oder Privat- Coaching näher ein. **WICHTIG**: Ein „Nein" verändert **nicht** ihr Leben. Ein Nein ist nur eine Mitteilung der anderen Person, dass sie aus welchen Gründen auch immer „Nein" sagt. Das muss mit Ihnen null Komma null etwas zu tun haben. Sie können sich jetzt die Frage stellen: Was hat das „Nein" mit mir zu tun? Welche Gründe können vorliegen? Aber wenn Sie das tun, lenken Sie Ihre Aufmerksamkeit nicht in die gewünschte Erfolgsrichtung.

Es geht immer nur um die Bewertung, wie sie das „Nein" die Absage bewerten. Sie können sich jetzt als Opfer oder als Schöpfer fühlen. Als Opfer werden Sie aber an Ausstrahlung und Energie verlieren und Ihre Negativität wird weiter Negatives hervorrufen.

Fühlen Sie sich aber als Schöpfer und nehmen Sie ein „Nein!" Sportlich, kann Magisches passieren! Ich schlage Ihnen daher folgende Taktik vor:

Gehen sie auf Frauen direkt zu. Gehen Sie in ein Tanzlokal. Sprechen Sie dort Frauen direkt an. Fragen Sie sie, ob sie Lust hätten zu tanzen und freuen Sie sich über jeden Korb, den sie erhalten. Sie wissen ja jetzt, ein Nein hat mit Ihnen Nix zu tun. Die Damen wissen gar nicht, was für einen tollen Mann sie verpassen.

Jubeln Sie innerlich, wenn jemand „Nein" sagt und überwinden sie einfach ihre Angst vor einem Korb, in dem sie weitere Frauen ansprechen. Machen sie das ein paar Mal und sie werden sich wundern, wie viele Frauen auf einmal ja sagen und mit Ihnen tanzen wollen. Warum alles was Spaß und Freude macht, zieht Spaß und Freude an. Kein Mensch will ein Opfer kennenlernen? Oder wollen Sie eine jammernde Frau kennenlernen, die über Ihren Expartner berichtet wie toll er war und dann ständig über die in der Vergangenheit erlebten schlechten Zeiten?

Diese Frau wird Sie energetisch herunterziehen. Es ist mittlerweile erwiesen, dass es geistige Gesetze gibt, die belegen, dass wir in Interaktion gehen, und zwar mit jedem Wesen oder jeder Person, der wir begegnen. Wenn wir die geistigen Gesetze erkennen und sie für wahrhaftig erklären, können wir unser ganzes Leben verändern, und zwar zum Positiven oder zum Negativen hin. Wir müssen nur Entscheidungen treffen und positive Absichten hegen.

Ein „Nein" wird Ihr Leben nicht verändern! Wenn Sie das glauben können, dann sind Sie der Schöpfer ihrer Realität und werden so nicht weiter von Absagen negativ beeinträchtigt.

Wichtig ist das Selbstbild, das sie von sich haben; denn das Strahlen sie nach außen. Glauben Sie mir nicht, probieren Sie es einfach aus. Verändern Sie sich! Verändern Sie Ihre Gedanken. Werden Sie vom Opfer zum Schöpfer Ihrer Realität. Und das geht, wenn Sie sich beobachten. Dann hört Ihr innerer Kritiker auf, Sie zu kritisieren. Ich habe einen Control-Loop entwickelt den ich Ihnen hier gerne kurz vorstellen möchte.

Control-Loop:

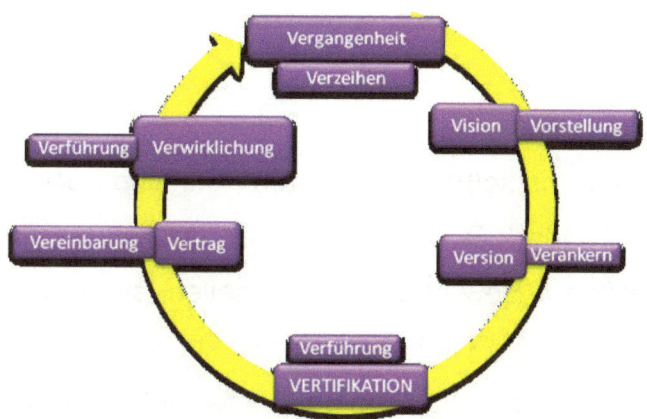

Wir sollten systematisch unsere Muster der Vergangenheit auflösen. Das ist leicht, aber nicht einfach. In sich ein Widerspruch?

Vielleicht, aber wir haben alle die Macht, uns selbt zu verändern. Wir müssen dazu unsere Vergangenheit loslassen, alles vergessen, was wir gelernt haben und uns dann wundern. Mit der Vorstellungskraft erzeugen wir dann unsere Vision, wie wir „es" gerne hätten. Dann verankern wir die Version unseres Lebens, schließen mit uns Selbst einen Vertrag, und dann wird unser Unterbewusstsein magisch dafür sorgen, dass wir in die Verwirklichung kommen.

Wirksame Erläuterungen und Handlungsanleitungen erhalten Sie in meinen Coachings. Auf den Control-Loop gehe ich im Coaching näher ein.

3.4. Selbstbeobachtung

Warum sollten wir uns selbst beobachten? Sie sind doch ihr größter Zweifler? Oder? Der innere Kritiker, das ist der Verstand, der immer am Bewerten und beurteilen ist, ist doch ständig am Quatschen. Er hört nur auf, zu kritisieren, wenn Sie ihm die Stirn bieten. Was meine ich damit? Wenn Sie wissen, dass es Ihr Verstand ist, können Sie ihn austricksen. Die Techniken, wie man am besten den inneren Kritiker mundtot macht, behandle ich im Einzel-Coaching. Es ist ganz einfach, aber es bedarf eines Trainings. Die Übungen helfen uns, damit wir aufhören, uns selbst „fertig" zu machen".

Wenn wir unsere Zukunft nicht selbst bewusst gestalten, dann übernimmt das, das Unterbewusstsein.

3.5.   Mutig sein

Wenn Sie Angst haben, eine Frau anzusprechen, dann sollten Sie lernen, durch Ihre Angst zu gehen. Angst ist nur ein Gespenst jedenfalls zu 88% der Angstzustände. Angst beruht auf Ereignisse der Vergangenheit. Und die Vergangenheit ist vorbei. Nur in Ihren Zellen ist die Angst gespeichert und wenn Sie das verstehen, können Sie die Angst loslassen.

Hier habe ich noch einen ganz speziellen Tipp: Hier bekommen Sie 2 Ratgeber mit wertvollen Inhalten, die Ihnen weiterhelfen und Ideen aufzeigen, wie Sie auch außerhalb des anonymen virtuellen Angebotes, Frauen antreffen können.

Nur für meine Leser, hier mit 50 % Rabatt!

3.6.   Gedanken steuern unsere Angst

Weil immer wieder dieses Thema auftaucht, möchte ich Ihnen an dieser Stelle einige Hinweise geben, wie Sie Angst loslassen können.

Was glauben Sie, wie viele Gedanken denken wir täglich?

- Unglaubliche 60.000!

Das ist eine gigantische Dimension, wenn wir uns bewusstwerden, dass wir nur

- 10 % aller Gedanken, bewusst denken. Dies bedeutet, dass 54.000 Gedanken

einfach so ungefiltert ins Unterbewusstsein wandern. Und wenn Sie jetzt noch von meiner Theorie (also die Theorie, die ich glaube, dass sie wahr ist) ausgehen, dass jeder Gedanke wirkt, ist dies doch eine erschreckende Botschaft, oder? Meinen Sie nicht auch, wir sollten der Gedankenkraft mehr

Aufmerksamkeit schenken und diese bewusst einsetzen? Wir haben die Wahl, wenn wir uns bewusst entscheiden, ob wir Schöpfer-Gedanken oder Opfer-Gedanken hegen wollen! Ob wir Angst zulassen oder Sie als Gespenst entlarven, das macht den entscheidenden Unterschied!

Gedanken lösen Gefühle aus und daher ist es wichtig, sich in den erfolgten Erfolg hinein zu denken und mit der erlebten Freude und tiefen Dankbarkeit in Resonanz zu gehen, um diese zu vervielfachen. Grundvoraussetzung ist es, dass Sie aufhören zu denken, also den plappernden Verstand abschalten. Also lassen Sie die Angst gehen und kommen Sie in Aktion!

Stellen Sie sich vor, wie liebevoll Sie geküsst werden ☺.

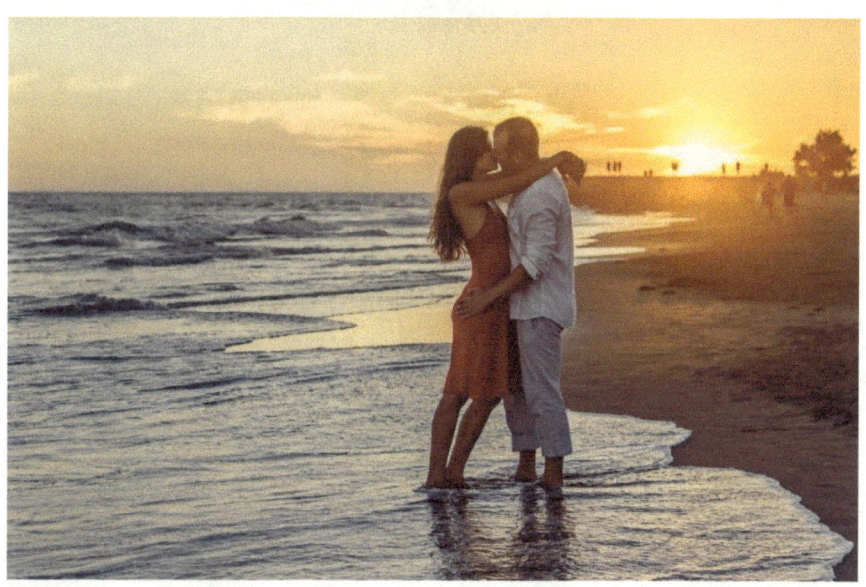

Steigen Sie ein und steigern Sie Ihre Glückschancen!

Ich wünsche Ihnen viel ERFOLG!

HERZLICHE GRÜSSE

Maria Kundalinia

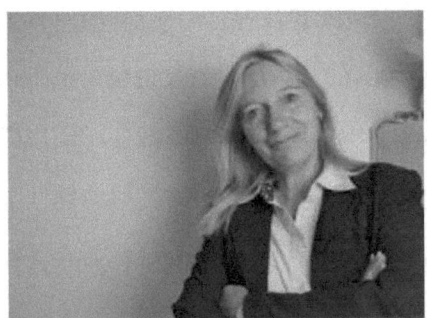

P.S.: Wenn Ihnen das E-Book gefallen hat und Sie auch an Live-Treffen interessiert sind, dann empfehlen Sie meine Website weiter. Auf www.dating-Partnerin.com können Sie sich eintragen. Sie erhalten dann als erster die Termine zu den Persönlichen Live -Treffen!

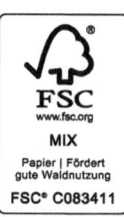

MIX

Papier | Fördert
gute Waldnutzung

FSC® C083411

Zeitfracht Medien GmbH
Ferdinand-Jühlke-Straße 7
99095 Erfurt, Deutschland
produktsicherheit@kolibri360.de